MALADIE CARDIOVASCULAIRE:

Causes, symptômes, diagnostic, traitement et prévention

By

Théodore Déziel

MALADIE CARDIOVASCULAIRE:
Causes, symptômes, diagnostic, traitement et prévention

Table des matières

Présentations

La maladie coronarienne (CAD, également appelée maladie coronarienne ou CHD) est causée par le rétrécissement des gros vaisseaux sanguins qui alimentent le cœur en oxygène. Celles-ci sont appelées artères coronaires. Les artères devenues extrêmement étroites peuvent provoquer un essoufflement et des douleurs thoraciques pendant l'activité physique. Si une artère coronaire devient soudainement complètement bloquée, cela peut entraîner une crise cardiaque.

CAD peut également entraîner d'autres problèmes de santé comme l'insuffisance cardiaque ou des problèmes de rythme cardiaque. Divers traitements peuvent être utilisés pour réduire les symptômes et le risque de complications.

Chapitre 1 : Causes des maladies coronariennes

La maladie coronarienne (CHD) est généralement provoquée par un développement de réserves graisseuses (athérome) sur les parois des couloirs autour du cœur (voies d'approvisionnement coronaires).

Le développement de l'athérome rend les voies d'approvisionnement plus petites, confinant la progression du sang vers le muscle cardiaque. Ce cycle s'appelle l'athérosclérose.

Votre pari de créer l'athérosclérose est tout à fait élargi si vous :

fumée

souffrez d'hypertension (hypertension)
avoir un taux de cholestérol élevé
ont des niveaux élevés de lipoprotéines
(a)

essayez de ne pas vous entraîner
régulièrement

avoir le diabète

D'autres facteurs de jeu pour créer
l'athérosclérose comprennent :
Être grand ou en surpoids

ayant des antécédents familiaux de
CHD - le pari est élargi si vous avez un
parent masculin de moins de 55 ans ou
une parente de moins de 65 ans atteint
de CHD

Fumeur

Le tabagisme est un facteur de jeu important pour les maladies coronariennes. La nicotine et le monoxyde de carbone (provenant de la fumée) imposent un fardeau au cœur en le faisant fonctionner plus rapidement. Ils augmentent également votre pari d'amas de sang.

Différents synthétiques dans la fumée de tabac peuvent endommager le revêtement de vos couloirs coronaires, provoquant la formation de fourrures sur les voies d'approvisionnement. Fumer élargit essentiellement votre pari de créer une maladie coronarienne.

L'hypertension (hypertension) submerge votre cœur et peut provoquer une maladie coronarienne.

Cholestérol élevé

Le cholestérol est une graisse fabriquée par le foie à partir de la graisse trempée dans votre régime alimentaire. C'est fondamental pour les cellules saines, mais une grande quantité dans le sang peut provoquer une maladie coronarienne.

Lisez plus sur l'hypercholestérolémie.

Lipoprotéine élevée (a)

Comme le cholestérol, la lipoprotéine (a), autrement appelée LP(a), est une sorte de graisse fabriquée par le foie. C'est un facteur de risque avéré pour les infections cardiovasculaires et l'athérosclérose.

Le degré de LP (a) dans votre sang est acquis auprès de vos parents. Il n'est pas régulièrement estimé, mais le dépistage est suggéré pour les personnes ayant un risque modéré ou élevé de développer une maladie cardiovasculaire.

Absence d'activité ordinaire

En supposant que vous soyez latent, des réserves graisseuses peuvent se développer dans vos circuits d'approvisionnement.

En supposant que les couloirs qui irriguent le cœur deviennent obstrués, cela peut provoquer une insuffisance coronarienne. En supposant que les conduits qui alimentent le cerveau en sang sont touchés, cela peut provoquer un accident vasculaire cérébral.

Diabète

Un taux de glucose élevé peut provoquer le diabète, ce qui peut multiplier par deux votre risque de créer une maladie coronarienne.

Le diabète peut provoquer une maladie coronarienne car il peut épaissir le revêtement des veines, ce qui peut limiter la circulation sanguine.

Apoplexie

Une apoplexie est une coagulation du sang dans une veine ou un conduit.

Dans le cas où une apoplexie est créée dans une voie coronarienne, elle empêche l'approvisionnement en sang d'arriver au muscle cardiaque. Cela provoque normalement une insuffisance respiratoire.

Chapitre 2 : Symptômes du cœur coronaire

Quels sont les effets secondaires de l'infection coronarienne?

Trouvez un expert en la matière.

Vous pourriez avoir une infection coronarienne (conception assistée par ordinateur) sans même le savoir. L'infection de la voie d'approvisionnement coronarienne se produit lorsque vos couloirs coronaires, les veines qui transportent le sang vers votre cœur, sont restreints ou obstrués.

La maladie coronarienne des voies d'approvisionnement se produit parce qu'une substance grasse appelée plaque se développe dans vos couloirs coronaires. Le développement de la plaque peut entraîner une limitation de la voie d'approvisionnement et une solidification inévitable, ce qui limite le flux sanguin vers votre cœur. Heureusement, certains changements de mode de vie et certaines prescriptions peuvent vous aider à retarder ou à prévenir une maladie coronarienne. Aux services médicaux d'Aurora, nos cardiologues prodiguent des soins complets pour prévenir ou traiter les infections coronariennes.

Indications précoces d'infection par voie d'approvisionnement coronarienne

De nombreuses personnes n'ont pas d'effets secondaires d'infection coronarienne depuis le début. Quoi qu'il en soit, à mesure que le développement de la plaque se détériore, vous pourriez comprendre :

Tourment de poitrine (angine)

Palpitations cardiaques, qui peuvent ressembler à un rythme cardiaque agité ou battant

Windness, en particulier lorsque vous vous efforcez

Parfois, la principale indication d'une infection coronarienne est une insuffisance cardiovasculaire. En fait, l'infection de la voie d'approvisionnement coronarienne est l'une des causes les plus largement reconnues des insuffisances cardio-vasculaires. Une insuffisance cardiovasculaire est une crise liée à la santé qui nécessite un traitement rapide. Si vous pensez avoir une insuffisance cardiovasculaire, appelez immédiatement le 911.

Effets secondaires normaux de l'insuffisance cardiovasculaire

Une insuffisance cardiovasculaire est un blocage inattendu de l'apport sanguin à votre cœur. Il est essentiel de percevoir les signes d'une insuffisance cardiovasculaire afin de savoir quand appeler une aide d'urgence pour vous-même ou un ami ou un membre de votre famille.

Les effets secondaires de l'insuffisance cardiovasculaire peuvent fluctuer, mais les effets secondaires les plus largement reconnus comprennent :

Tourment thoracique, en particulier sur le côté gauche ou le point focal de votre poitrine

Inconvénient qui se transmet de votre poitrine à travers vos épaules ou vos bras

Tourment de la mâchoire, du cou ou du dos

Sensations d'achèvement, de tension ou de pression dans la poitrine

Widnes, même très calme

Lacune ou discombobulation

Indications d'une insuffisance cardiovasculaire chez les femmes

Alors que les femmes peuvent également rencontrer des tourments thoraciques avec une insuffisance cardiovasculaire, elles sont plus susceptibles que les hommes de rencontrer des effets secondaires plus subtils de l'épisode coronarien. Ceux-ci inclus:

Nervosité

Tourment du dos

Problème de repos

Reflux d'acide

Malaise

Épuisement extrême

Étant donné que ces effets secondaires peuvent être moins inattendus ou explicites, de nombreuses femmes reportent la recherche d'un traitement pour une insuffisance cardiovasculaire. Quoi qu'il en soit, plus tôt vous cherchez un traitement pour une insuffisance cardiovasculaire, moins votre muscle cardiaque subit de dommages. Si vous ressentez des effets secondaires d'insuffisance cardiovasculaire, recherchez immédiatement des soins de crise.

Effets secondaires normaux de l'infection par voie d'approvisionnement coronaire
Les effets secondaires de l'infection par voie d'approvisionnement coronarienne peuvent varier d'un individu à l'autre, mais de nombreux individus éprouvent :

Tourment de poitrine
Épuisement

Arythmies cardiaques (rythmes cardiaques imprévisibles)
Palpitations cardiaques
Reflux d'acide
essoufflé
Expansion dans les pieds ou les mains

Les effets secondaires de l'infection coronarienne peuvent également varier d'une personne à l'autre. Comme les insuffisances cardio vasculaires, les effets secondaires de la maladie des voies coronariennes chez les femmes peuvent être moins prétentieux que chez les hommes. Les dames sont obligées de rencontrer des tourments de la mâchoire, des essoufflements ou des sensations dévorantes dans leur poitrine.

Chapitre 3 : Diagnostic de la maladie coronarienne

Pour analyser l'infection par voie d'approvisionnement coronarienne, un fournisseur de soins médicaux vous examinera. On vous posera probablement des questions sur vos antécédents cliniques et sur les effets secondaires. Les tests sanguins sont normalement terminés pour vraiment regarder votre bien-être général.

Essais

Les tests pour aider à analyser ou à dépister l'infection de la veine coronaire comprennent :

Électrocardiogramme (ECG ou EKG) : Ce test simple et facile évalue l'action électrique du cœur. Cela peut montrer à quel point le cœur bat rapidement ou lentement. Votre fournisseur peut voir des exemples de signaux pour déterminer si vous avez ou avez eu une insuffisance respiratoire.

Échocardiogramme : ce test utilise des ondes sonores pour prendre des photos du cœur qui bat. Un échocardiogramme peut montrer comment le sang circule dans le cœur et les valves cardiaques.

Des parties du cœur qui bougent faiblement peuvent être provoquées par une absence d'oxygène ou une insuffisance cardiovasculaire. Cela pourrait être une indication de maladie coronarienne ou de circonstances différentes.

Pratiquez le test de pression : Au cas où les signes et les effets secondaires se produisent le plus souvent pendant l'exercice, votre fournisseur pourrait vous demander de marcher sur un tapis roulant ou de faire du vélo d'exercice pendant un ECG. Si un échocardiogramme est terminé pendant que vous faites ces activités, le test est connu sous le nom de réverbération de pression. Au cas où vous ne pourriez pas vous entraîner, vous pourriez recevoir des médicaments qui revigorent le cœur comme le fait l'activité physique.

Test de pression atomique : ce test ressemble à un test de stress d'activité, mais ajoute des images aux comptes ECG. Un test de pression atomique montre comment le sang se déplace vers le muscle cardiaque de manière immobile et pendant le stress. Un traceur radioactif est donné par IV. Le traceur aide les veines cardiaques à apparaître d'autant plus clairement sur les images.

Examen CT cardiaque (cardiovasculaire) : Un balayage CT du cœur peut montrer des réserves de calcium et des blocages dans les voies d'approvisionnement du cœur. Les réserves de calcium peuvent limiter les conduits.

Parfois, la couleur est donnée par IV au cours de ce test. La couleur fait des photos détaillées des voies d'approvisionnement du cœur. Si la couleur est utilisée, le test est connu sous le nom d'angiographie coronaire CT.

Cathétérisme cardiovasculaire et angiographie : pendant le cathétérisme cardiovasculaire, un spécialiste du cœur (cardiologue) intègre avec tendresse un cylindre adaptable (cathéter) dans une veine, généralement dans le poignet ou l'entrejambe. Le cathéter est délicatement dirigé vers le cœur. Les rayons X aident à le diriger. La couleur se déplace à travers le cathéter. La couleur aide les veines à mieux apparaître sur les images et les schémas de tout blocage.

Dans le cas où vous auriez un blocage de cours nécessitant un traitement, un gonflable sur la pointe du cathéter peut être agrandi pour ouvrir le couloir. Un tube de section transversale (stent) est couramment utilisé pour maintenir le parcours ouvert.

Chapitre 4 : Traitement de la maladie coronarienne

Traitement

Le traitement de la maladie du corridor coronarien comprend généralement des changements de mode de vie, par exemple, ne pas fumer, adopter de bonnes habitudes alimentaires et pratiquer davantage. De temps en temps, des médicaments et des méthodes sont nécessaires.

Drogues

Il existe de nombreux médicaments disponibles pour traiter les maladies coronariennes, notamment :

Médicaments anti-cholestérol. Les médicaments peuvent aider à réduire le taux de cholestérol affreux et à réduire le développement de la plaque dans les veines. Ces médicaments comprennent des statines, de la niacine, des fibrates et des séquestrants corrosifs pour la bile.

Médecine anti-inflammatoire. Les médicaments anti-inflammatoires diminuent le sang et préviennent les amas sanguins. Un traitement quotidien par des médicaments contre les maux de tête à faible dose pourrait être suggéré pour éviter l'insuffisance coronarienne ou l'accident vasculaire cérébral chez certaines personnes.

L'utilisation quotidienne de médicaments anti-inflammatoires peut avoir de graves effets secondaires, sans oublier le drainage de l'estomac et des voies digestives. Essayez de ne pas commencer à prendre un médicament contre les maux de tête au quotidien sans en parler avec votre fournisseur de services médicaux.

Bêta-bloquants. Ces médicaments ralentissent le pouls. Ils réduisent également la tension circulatoire. Au cas où vous auriez eu un épisode coronarien, les bêta-bloquants pourraient réduire le risque de futures agressions.

Bloqueurs de canaux calciques. L'un de ces médicaments peut être suggéré si vous ne pouvez pas prendre de bêta-bloquants ou si les bêta-bloquants ne fonctionnent pas. Les bloqueurs des canaux calciques peuvent aider à développer davantage les effets secondaires des tourments thoraciques.

Modification de l'angiotensine par rapport aux inhibiteurs chimiques (experts) et aux inhibiteurs des récepteurs de l'angiotensine II (ARA). Ces médicaments abaissent le pouls. Ils peuvent aider à empêcher la maladie coronarienne de se détériorer.

Dynamiter. Ce médicament prolonge les cours cardiaques. Il peut aider à contrôler ou à soulager les tourments de la poitrine. La dynamite est accessible sous forme de pilule, de douche ou de solution.

Ranolazine. Ce médicament peut aider les personnes souffrant de tourments thoraciques (angine de poitrine). Il pourrait être approuvé avec ou plutôt qu'un bêta-bloquant.

Procédures médicales ou systèmes différents

Endoprothèse de couloir coronaire Boîte de discours ouverte à ressort

Le couloir coronaire évite une procédure médicale Ouvrez la boîte de dialogue à ressort

Dans certains cas, on s'attend à ce que des procédures médicales corrigent une voie d'approvisionnement entravée. Quelques choix sont :

Angioplastie coronaire et pose de stent. Cette technique est terminée pour ouvrir les veines cardiaques obstruées. Elle pourrait également être appelée intercession coronarienne percutanée (ICP). Le cardiologue (cardiologue) dirige un cylindre mince et adaptable (cathéter) vers la partie restreinte de la voie d'approvisionnement du cœur. Un petit gonflable est gonflé pour aider à élargir le conduit entravé et développer davantage la circulation sanguine.

Un petit tube de réseau de fils (stent) peut être placé dans la voie d'approvisionnement pendant l'angioplastie. L'endoprothèse aide à maintenir la voie d'approvisionnement avec ouverture. Elle fait retomber le pari du corridor limitant une fois de plus. Les stents déchargent progressivement le médicament pour aider à maintenir les veines ouvertes.

Le conduit coronaire contourne une procédure médicale (CABG). Un spécialiste prélève une veine solide sur une autre partie du corps pour créer un autre chemin pour le sang dans le cœur. Le sang contourne alors le trajet coronarien entravé ou limité. Le CABG est une procédure médicale à cœur ouvert. Cela se fait normalement exclusivement chez ceux qui ont de nombreuses veines cardiaques limitées.

Chapitre 5 : Prévention des maladies coronariennes

Il existe plusieurs façons de réduire votre risque de développer une maladie coronarienne (CHD, par exemple, en réduisant votre tension circulatoire et votre taux de cholestérol.

Ayez une alimentation saine et ajustée
Une alimentation faible en gras et riche en fibres est recommandée, qui devrait incorporer beaucoup de nouveaux produits du sol (5 portions par jour) et des grains entiers.

Vous devez limiter la quantité de sel que vous consommez à quelque chose comme 6 g (0,2 oz) par jour, car une grande quantité de sel augmente votre tension circulatoire. 6 g de sel équivaut à environ 1 cuillère à café.

Il existe 2 sortes de graisses : trempées et insaturées. Vous devez éviter les aliments contenant des graisses immergées, car celles-ci augmenteront les niveaux de mauvais cholestérol dans votre sang.

Les variétés d'aliments riches en graisses trempées comprennent :

pâtés à la viande
saucisses de Francfort et morceaux de viande gras
margarine

ghee - une sorte de pâte à tartiner fréquemment utilisée dans la cuisine indienne

graisse

crème

cheddar fort

gâteaux et petits pains

sources alimentaires contenant de l'huile de noix de coco ou de palme

Quoi qu'il en soit, un régime alimentaire équitable devrait toujours inclure des graisses insaturées, qui ont été montrées pour augmenter les niveaux de bon cholestérol et aider à réduire tout blocage dans vos cours.

Les variétés d'aliments riches en graisses insaturées comprennent : poisson lisse avocats

noix et graines

huiles de tournesol, de colza, d'olive et végétales

Vous devriez également essayer d'éviter un excès de sucre dans votre régime alimentaire, car cela peut augmenter vos possibilités de développer le diabète, ce qui est prouvé pour élargir fondamentalement vos possibilités de développer une maladie coronarienne.

régime intelligent
manger moins de graisse immergée
réalités actuelles sur le sucre

Soyez d'autant plus authentiquement dynamique

Rejoindre une routine alimentaire solide avec une activité standard est le moyen le plus efficace de maintenir un poids sain. Avoir un poids solide diminue vos possibilités de développer une hypertension.

L'activité habituelle rendra votre système circulatoire cardiaque et sanguin plus efficace, fera baisser votre taux de cholestérol et maintiendra en outre votre pouls à un niveau solide. Pratiquer régulièrement diminue votre risque d'avoir une insuffisance coronarienne. Le cœur est un muscle et, à l'instar d'autres muscles, il bénéficie de l'entraînement. Un cœur solide peut siphonner plus de sang autour de votre corps avec moins d'effort.

Toute activité consommant de l'oxygène, par exemple, se promener, nager et bouger, fait travailler votre cœur plus fort et le maintient solide.

Tenez-vous à un poids sain

Un médecin généraliste ou un soignant du cabinet peut vous indiquer votre charge optimale correspondant à votre niveau et fabriquer. D'autre part, déterminez votre liste de poids (IMC) en utilisant le mini-ordinateur IMC.

Arrêtez toute prétention de fumer

Si vous fumez, abandonner réduira votre risque de développer une maladie coronarienne.

Le tabagisme est un facteur de jeu important pour créer l'athérosclérose (fourrure des conduits). Il provoque également la plupart des cas d'apoplexie coronarienne chez les personnes de moins de 50 ans. Réduisez votre consommation d'alcool

En supposant que vous buviez, ne dépassez pas les plus grandes limites suggérées.

les gens sont incités à ne pas boire plus de 14 unités sept jours de façon constante

étalez votre consommation d'alcool au nord de 3 jours ou plus si vous buvez jusqu'à 14 unités par semaine

Évitez toujours de frapper fort la bouteille, car cela crée le pari d'un épisode coronarien.

Surveillez votre pouls

Vous pouvez surveiller votre pouls en adoptant une routine alimentaire solide faible en graisses trempées, en vous entraînant régulièrement et, si nécessaire, en prenant des médicaments pour réduire votre tension circulatoire.

Votre effort circulatoire objectif doit être inférieur à 140/90 mmHg. Si vous souffrez d'hypertension, demandez à un médecin généraliste de vérifier régulièrement votre pouls.

Surveillez votre diabète

Vous avez une possibilité plus importante de créer une maladie coronarienne si vous souffrez de diabète. Être réellement dynamique et contrôler votre poids et votre tension circulatoire vous aidera à gérer votre taux de glucose.

En supposant que vous soyez diabétique, votre niveau de tension circulatoire objectif devrait être inférieur à 130/80 mmHg.

Prenez tout médicament approuvé

En supposant que vous ayez une maladie coronarienne, vous pourrez recevoir des médicaments pour vous aider à atténuer vos effets secondaires et à empêcher la création de nouveaux problèmes.

Si vous n'avez pas de maladie coronarienne, mais que vous avez un taux de cholestérol élevé, de l'hypertension ou un passé rempli de maladie coronarienne familiale, votre médecin traitant peut vous recommander des médicaments pour vous empêcher de créer des problèmes cardiaques.

En supposant que l'on vous recommande un médicament, il est indispensable que vous le preniez et que vous suiviez la bonne dose. Essayez de ne pas arrêter de prendre vos médicaments sans en parler d'abord avec un spécialiste, car cela va probablement exacerber vos effets secondaires et mettre votre bien-être en danger.

conclusion

En conclusion, la maladie coronarienne est une maladie complexe et répandue qui touche des millions de personnes dans le monde. Comprendre la maladie coronarienne et prendre des mesures proactives pour gérer les facteurs de risque et prévenir la maladie sont essentiels pour maintenir la santé cardiaque et réduire le risque de complications graves. Ce livre a fourni aux lecteurs un aperçu complet de la maladie coronarienne, y compris les causes, les symptômes, les options de diagnostic et de traitement et les changements de mode de vie qui peuvent aider à prévenir la maladie. En intégrant ces stratégies dans leur vie quotidienne, les lecteurs peuvent prendre le contrôle de leur santé cardiaque et vivre une vie plus longue, plus saine et plus épanouissante. N'oubliez pas que votre cœur est votre atout le plus précieux, et en prendre soin est la clé d'un avenir heureux et en bonne santé.